DU CHOIX COMPARÉ

DES

Méthodes manuelles et des Méthodes instrumentales

DANS LE

DÉGAGEMENT DE LA TÊTE DERNIÈRE

PAR

le Docteur Eugène DUBUS

de La Bassée (Nord)

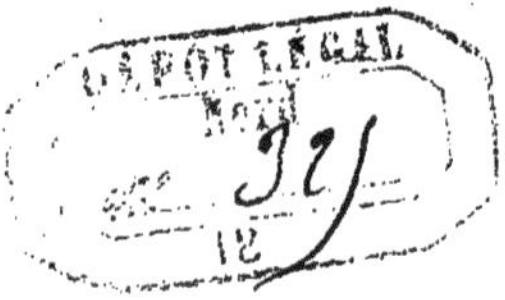

LILLE

TYPOGRAPHIE & LITHOGRAPHIE LIÉGEOIS-SIX

244, Rue Léon Gambetta, 244

1887

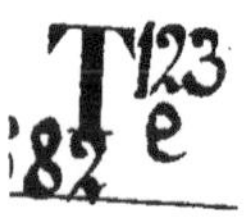

DU CHOIX COMPARÉ

DES

Méthodes manuelles et des Méthodes instrumentales

DANS LE

DÉGAGEMENT DE LA TÊTE DERNIÈRE

PAR

le Docteur Eugène DUBUS

de La Bassée (Nord)

LILLE

TYPOGRAPHIE & LITHOGRAPHIE LIÉGEOIS-SIX

244, Rue Léon Gambetta, 244

1887

A LA MÉMOIRE

De mon Père et de ma Mère

A LA MÉMOIRE

De mes chers Frères

A mes Frères

A mes Sœurs

Meis et Amicis

A mon Président de Thèse :

Monsieur le Professeur Gaulard

A mes Professeurs

DE LA FACULTÉ DE L'ÉTAT DE LILLE

HOMMAGE RESPECTUEUX

EUGÈNE DUBUS.

AVANT-PROPOS

Après un accouchement physiologique par le siège ou une version podalique, la tête se trouve quelquefois retenue dans les parties maternelles, et son extraction ne peut être obtenue que grâce à une intervention active de la part de l'accoucheur. Cette intervention doit être rapide, car l'enfant souffre, et il court les plus grands dangers s'il n'est pas extrait rapidement.

Nous avons été frappé du peu d'étendue que les livres classiques consacrent à cette partie de l'accouchement pelvien, étendue que nous avons trouvée peu en rapport avec la gravité de la situation. Aussi, sur l'invitation de M. le Professeur Gaulard, avons-nous décidé d'en faire le sujet de notre thèse inaugurale. Sans doute, pour traiter ce sujet avec quelque succès, il eût fallu une voix et surtout une expérience plus autorisée que les nôtres, mais nous avons confiance en nos juges et nous avons le ferme espoir qu'ils nous tiendront moins compte de nos défaillances que de nos efforts.

Nous diviserons notre travail en trois chapitres :

Dans le premier, nous parlerons du dégagement spontané de la tête dernière dans le bassin normal et dans le bassin rétréci.

Dans le deuxième, qui sera très court, nous énumèrerons les causes qui peuvent empêcher le dégagement spontané de la tête dernière.

Dans le troisième enfin, nous décrirons les méthodes employées pour extraire la tête retenue dans les parties maternelles.

Nous terminerons par la critique de ces méthodes et par des conclusions.

Mais avant d'aborder notre sujet, notre devoir est de remercier ici publiquement M. le Professeur Gaulard, de sa bienveillance à notre égard, de ses conseils éclairés et de la direction qu'il a donnée à notre modeste travail.

CHAPITRE PREMIER.

I.

Dégagement spontané de la tête dernière dans le bassin normal.

L'accouchement par le siège comprend six temps :

1° Pelotonnement ou amoindrissement des parties;

2° Engagement de la partie qui se présente;

3° Rotation interne du siège, qui ramène le dos vers l'une des fosses iliaques;

4° Expulsion du siège;

5° Rotation interne de la tête et externe du tronc;

6° Dégagement de la tête.

Nous passerons sous silence les quatre premiers temps et nous commencerons notre description au moment où le tronc est expulsé, c'est-à-dire le 4e temps terminé; mais pour ne pas nous exposer à des redites, nous nous occuperons des deux positions les plus fréquentes : la sacro-iliaque gauche antérieure et la sacro-iliaque droite postérieure.

Sacro-iliaque gauche antérieure :

La tête se présente au détroit supérieur, légèrement fléchie ; ses rapports sont alors les suivants : l'occiput se trouve placé à gauche et répond à l'éminence iléo-pectinée du même côté ; le front est en rapport avec le symphyse sacro-iliaque droite ; le diamètre occipito-frontal correspond au diamètre oblique gauche et le bipariétal au diamètre oblique droit ; dans ces conditions, la tête est dans une position défavorable pour s'engager, car le diamètre occipito-frontal mesure 12 centimètres, c'est-à-dire la même longueur que le diamètre oblique du détroit supérieur. Il faut donc que la tête s'amoindrisse et pour arriver à ce résultat, elle se fléchit fortement. L'occiput remonte et est remplacé par la région sous-occipitale ; le front s'abaisse pour faire place au bregma. La région sous-occipitale répond alors à l'éminence iléo-pectinée gauche et le bregma à la symphyse sacro-iliaque droite. Au diamètre occipito-frontal succède le diamètre sous-occipito-bregmatique qui ne mesure que 9 centimètres et demi : C'est donc un diamètre tout-à-fait favorable, et la tête s'engage. Arrivée sur le plancher du bassin, elle tourne ; dans le cas qui nous occupe, ce mouvement de rotation est peu prononcé : l'occiput qui se trouve à gauche, vient se placer derrière le pubis, la face est alors logée dans la concavité du sacrum. La tête ne s'arrête pas là. Sous l'influence des contractions utérines, la région sous-occipitale se place sous l'arcade du pubis, la face glisse sur le périnée et on voit successivement apparaître, à la commissure inférieure, le menton, le front, le bregma. En un mot, quand le mouvement de rotation est terminé, la tête se dégage par un fort mouvement de flexion dans lequel elle vient successivement présenter à la vulve ses diamètres sous-occipito-mentonnier, sous-occipito-frontal, sous-occipito-bregmatique.

Sacro-iliaque droite postérieure :

Quand, dans cette position, la tête est au détroit supérieur, voici quels sont ses rapports : l'occiput touche la symphyse sacro-iliaque du côté droit, le front l'éminence iléo-pectinée du côté gauche. Comme dans la sacro-iliaque gauche antérieure, le diamètre occipito-frontal correspond au diamètre oblique gauche et le bipariétal au diamètre oblique droit. Par conséquent, même difficulté pour l'engagement, et ici encore, comme dans le cas précédent, flexion de la tête, qui a pour résultat d'abaisser le front et de relever l'occiput. La tête se présentant par son diamètre sous-occipito-bregmatique s'engage donc et arrive jusque sur le plancher du bassin. C'est à ce moment que son mouvement de rotation s'effectue, mouvement qui, dans les postérieurs, est toujours très long, en raison du chemin que l'occiput doit parcourir pour venir se placer derrière le pubis. Le mouvement de rotation effectué, tout se passe, pour le dégagement de la tête, comme dans le cas précédent.

Mais il arrive quelquefois que ce mouvement de restitution se fait en arrière et que l'occiput vient se loger dans la concavité du sacrum ; ici encore, le dégagement peut se faire spontanément et de deux façons différentes, selon que la tête est fléchie ou défléchie.

Tête fléchie : Le mouvement de flexion s'accentue, la région sous-occipitale ne bouge pas et on voit successivement apparaître le menton, le front, le bregma.

Tête défléchie : Ou bien, la tête est défléchie ; la région trachélienne sert alors de pivot et la tête se dégage en accentuant son mouvement de déflexion ; l'occiput vient se présenter au périnée, puis le bregma et enfin le front.

II

Dégagement spontané de la tête dernière dans un bassin vicié.

La question du dégagement de la tête dernière dans un bassin vicié, complètement tranchée aujourd'hui, est une de celles qui ont le plus passionné les accoucheurs modernes. Les auteurs anciens ne paraissent avoir eu qu'une seule préoccupation : la possibilité de l'enclavement de la tête fœtale, soit au détroit supérieur, soit dans l'excavation ; pour l'éviter, ils conseillent, et cette bonne pratique est encore suivie aujourd'hui, de toujours ramener le dos en avant, et de favoriser la flexion de la tête par des tractions opérées sur le maxillaire inférieur, mais tout se borne là, et ils ajoutent peu de chose sur le mécanisme de la descente de la tête.

Simpson, dans son mémoire qui parut en 1848, prétend que la tête fœtale se défléchit pour traverser le bassin rachitique, et qu'elle présente au diamètre rétréci son diamètre bi-temporal.

Joulin partage l'opinion de Simpson en ce qui concerne les rapports du diamètre bi-temporal au détroit supérieur, mais il nie la déflexion de la tête et prétend qu'elle se présente par son diamètre occipito-frontal.

Pour Robert Barnes, le point le plus important, dans cette question, est l'angle sacro-vertébral, qui serait pour la tête fœtale un pivot autour duquel elle exécuterait une sorte de révolution, de courbe qu'il propose d'appeler la courbe du *faux promontoire.*

Matthews Duncan décrit un autre mouvement de la tête, d'après lequel la base du crâne, qui est dure, irréductible, ne pouvant pas franchir le détroit supérieur, s'inclinerait et se présenterait par son bord postérieur : nous y reviendrons bientôt.

Budin, en 1876, dans sa thèse inaugurale, décrit le mécanisme de la sortie de la tête dernière dans les bassins rétrécis. Nous ne relaterons point ses expériences qui portent sur des fœtus à terme et avant terme ; nous nous contenterons de donner ses conclusions brièvement, nous promettant d'y revenir plus loin :

Toutes les fois qu'un fœtus de sept mois est engagé par les pieds, aussitôt que les tractions sont commencées, la tête se place transversalement, puis elle se fléchit fortement. L'engagement a lieu dans ces conditions. Ce mouvement de flexion de la tête a pour but de mettre son diamètre le plus réductible et en même temps le plus petit en rapport avec le diamètre minimum du bassin ;

Chez le fœutus qui n'est pas à terme, la distance qui sépare la pointe occipitale de la suture fronto-pariétale étant toujours moindre que la moitié du diamètre transverse du détroit supérieur, l'engagement sera relativement facile.

Chez le fœtus à terme, au contraire, la distance entre ces deux points étant toujours supérieure à la moitié du diamètre transverse, l'engagement se fera toujours difficilement, quelquefois même, il sera impossible, car le diamètre bi-pariétal qui, dans ces conditions, est parallèle au diamètre promonto-pubien, est plus grand et moins réductible que le bitemporal. De là, aussi, cette fréquence de l'enfoncement d'un pariétal chez le fœtus à terme.

Champetier de Ribes, dans sa remarquable thèse, s'inspirant des idées de Robert Barnes, de Matthews Duncan et de Budin, nous décrit magistralement le mécanisme de la descente de la tête dernière ; il complète leurs travaux par un certain nombre d'expériences concluantes ; et l'on peut dire que cette question, hier encore si controversée est aujourd'hui complètement élucidée.

Mécanisme : Nous emprunterons à Champetier les principaux matériaux de notre description et nous supposerons que la tête évolue dans le bassin rachitique, le plus fréquent de tous les bassins viciés et dont voici en deux mots les principaux caractères :

Détroit supérieur : Diminution assez considérable du diamètre antéro-postérieur ;

Diminution, dans des proportions plus modérées des deux diamètres obliques ;

Diamètre transversal normal.

Détroit inférieur : Agrandi dans tous ses diamètres.

Nous serons aussi clair et aussi complet que possible, car nous avons la conviction qu'un accoucheur qui serait appelé pour extraire une tête retenue, après la sortie du tronc, dans les parties maternelles, et qui ignorerait le mécanisme du dégagement spontané, serait exposé, dans ses manœuvres, à commettre des erreurs dont les conséquences seraient déplorables.

Le premier mouvement que fait la tête après la sortie du tronc est de se placer transversalement : c'est un fait naturel d'accommodation. Le diamètre occipito-frontal se met dans le diamètre transversal du bassin, et l'engagement de la base du crâne tend à s'opérer, mais cette base est plus large que le diamètre minimum, et comme elle est irréductible, elle se présente de champ. C'est ce mouvement qui a été vu par Matthews Duncan et décrit par lui, et voici comment il s'opère : La tête s'incline en arrière; son côté postérieur vient reposer sur la colonne vertébrale et le bord postérieur de la base du crâne s'engage au détroit supérieur. Ce mouvement effectué, il s'en fait un second en sens inverse qui favorise la descente du bord antérieur de la base du crâne. Une fois, cette base engagée, ce second mouvement s'accentue, la face antérieure de la tête qui tout à l'heure était supérieure, devient inférieure, la face postérieure devient supérieure et la bosse pariétale antérieure s'engage. Mais, pendant que ces mouvements s'opèrent, la tête se fléchit fortement et voici le mécanisme de cette flexion : L'occiput se trouve arrêté par la ligne innominée, il se relève donc, le menton s'abaisse et vient se fixer contre le plan sternal du fœtus. Cette flexion de la tête est encore le fait de l'accommodation, car si elle restait droite, elle présenterait, au diamètre promonto-pubien rétréci, son diamètre bipariétal qui rendrait l'accouchement spontané impossible, mais en se fléchissant, elle diminue la distance qui sépare l'extrémité de la suture fronto-pariétale de la pointe occipitale, et elle substitue au diamètre bi-pariétal qui a 9 centimètres et demi, le diamètre bitemporal qui n'a que 8 centimètres. De sorte que les bosses pariétales, au lieu d'être en rapport avec les deux extrémités du diamètre minimum, se trouvent logées dans une des moitiés du bassin et sont remplacées par les deux sutures fronto-pariétales qui, elles, sont facilement dépressibles, et par conséquent permettront l'engagement. Mais, dans ces conditions, la progression de la tête ne sera pas longue et elle ne tardera pas à être arrêtée par les bosses pariétales et principalement par la bosse pariétale postérieure. C'est alors que la tête fait un mouvement de rotation et que l'occiput va se loger dans la partie postérieure du bassin. Quelquefois, cependant, il est ramené à la partie antérieure, en voici le motif : La situation de la bosse occipitale postérieure doit toujours être la même, et, pour Champetier, elle doit se loger invariablement dans l'angle rentrant formé par le promontoire et l'aileron du sacrum; or, si le fœtus n'est pas à terme, en raison du volume peu considérable de sa tête, les deux bosses pariétales se trouveront du même côté du bassin et l'occiput en arrière du diamètre transverse.

Si, au contraire, le fœtus est à terme, la bosse pariétale antérieure sera logée en partie dans la cavité opposée et dans ces conditions, l'occiput se tournera en avant. Dans le premier cas, la tête pourra franchir le détroit supérieur sans se déformer; dans le second, elle portera une dépression occasionnée par le promontoire; quelquefois, si le rétrécissement est assez considérable, le crâne sera fracturé. Mais revenons à notre description. Nous avons montré le mécanisme du dégagement de la base du crâne et nous avons dit que pour la voûte, toute la difficulté se trouvait dans l'engagement des bosses pariétales : c'est la bosse pariétale antérieure qui se dégage la première et pour y arriver, elle est obligée de décrire autour du promontoire une courbe concentrée que Robert Barnes a appelée la *courbe du faux promontoire*. Cette courbe décrite et la bosse antérieure dégagée, la postérieure franchit sans difficulté le détroit supérieur. Puis l'occiput vient se placer derrière le pubis et la tête se dégage à la vulve comme dans les bassins normaux.

Telle est la théorie vraie du dégagement spontané de la tête dernière dans le bassin rachitique. Je vais la résumer en quelques mots :

1er temps. — La tête se place transversalement et se fléchit fortement.

2me temps. — Elle s'incline en arrière d'abord puis en avant. Engagement de la base du crâne (mouvement de Matthews Duncan).

3me temps. — Rotation interne.

4me temps. — Dégagement de la voûte au moyen de la courbe concentrée de Barnes.

5me temps. — Dégagement au détroit inférieur comme dans un bassin normal.

CHAPITRE II

Causes qui peuvent empêcher le dégagement spontané de la tête dernière.

Les causes qui peuvent empêcher le dégagement spontané de la tête dernière sont assez nombreuses; nous allons les énumérer brièvement.

1° L'absence du mouvement de rotation dans les antérieurs et le mouvement de rotation en arrière dans les postérieurs. En effet, il arrive quelquefois dans les antérieurs que le mouvement de rotation ne s'opère pas, et que l'occiput garde, par rapport au plan médian du bassin, la situation qu'il avait au détroit supérieur ; dans les postérieurs, ce mouvement de rotation, au lieu de se faire en avant, peut quelquefois se faire en arrière, et l'occiput vient se loger dans la concavité du sacrum.

2° *La déflexion de la tête.* — Cette déflexion est occasionnée, soit par un bassin vicié, soit par des tractions faites à un moment intempestif, dans l'intervalle des douleurs, par exemple.

3° *L'absence des contractions utérines.* — La tête, dans ces conditions ne progresse plus et le médecin est alors obligé d'intervenir pour terminer l'accouchement.

4° *La rétraction spasmodique du col sur le cou de l'enfant.* — Cet accident assez rare, il est vrai, peut entraîner de graves complications, s'il est méconnu par l'accoucheur. Nous y reviendrons d'ailleurs plus tard. Contentons-nous pour le moment de dire que les causes en sont peu connues : nous signalerons cependant, comme une des plus fréquentes, une version faite prématurément, c'est-à-dire avant que le col soit dilaté ou facilement dilatable.

5° Les rétrécissements du bassin.

6° et 7° Enfin signalons pour être complet, la rigidité des parties molles et l'étroitesse de la vulve.

CHAPITRE III.

Des méthodes employées pour opérer le dégagement de la tête dernière.

Les difficultés que l'on rencontre quelquefois pour extraire la tête après la sortie du tronc ont dû préoccuper de tous temps les accoucheurs ; et, cependant en parcourant les auteurs anciens, on ne trouve aucune description ayant trait aux moyens à employer.

C'est Mauriceau, le premier, en 1668, qui ait donné une méthode exacte pour l'extraction de la tête. Depuis, les procédés ont succédé aux procédés, chaque accoucheur a cherché à faire prévaloir son opinion. Nous les exposerons ici, nous réservant d'en faire la critique au chapitre suivant quand il s'agira d'accorder nos préférences.

Les méthodes qui ont été conseillées pour l'extraction de la tête dernière peuvent être divisées en deux catégories :

Les méthodes manuelles ;

Les méthodes instrumentales.

C'est par la première que nous commencerons.

Méthodes manuelles. — Les anciens accoucheurs, qui n'avaient pas à leur disposition, le forceps, employaient exclusivement les méthodes manuelles pour l'extraction de la tête dernière. La main et rien que la main ; le plus beau et le plus utile de tous les instruments, comme dit Viardel. Nous décrirons, d'abord, les procédés généralement employés dans les cas d'anomalies du dégagement de la tête dernière, anomalies communes aux bassins normaux et aux bassins viciés, et nous terminerons par l'exposé des différents procédés employés dans les rétrécis.

Rétraction spasmodique du col utérin. — Une cause assez fréquente de la rétention de la tête dans les parties maternelles est sans contredit la rétraction spasmodique du col utérin sur le cou de l'enfant. Le chirurgien doit alors intervenir et dans le plus bref délai possible. Mais pour que cette intervention soit efficace pour la mère comme pour l'enfant, il faut que le diagnostic soit d'abord nettement établi. Car, si la rétraction du col était méconnue par l'accoucheur, celui-ci serait exposé à produire chez la mère des dégats qui pourraient facilement occasionner la mort. Je m'explique : admettez un instant que la rétention de la tête soit attribuée à tout autre motif qu'à la rétraction du col utérin, le chirurgien opérera des tractions. Trois choses pourront alors se passer : ou bien, ces tractions resteront sans résultat : ce sera la meilleure solution pour lui, car s'il n'a pas sauvé l'enfant, au moins la mère restera intacte; ou bien, le col, tendu au plus haut degré, éclatera, se déchirera profondément, accident qui pourra être suivi de la mort de la parturiente; ou bien, enfin, si le col résiste, le cou de l'enfant cédera et la tête restera seule dans la cavité utérine. Quelquefois, le diagnostic s'impose. Sous l'influence des tractions, le col de l'utérus est amené à la vulve; on le reconnait alors facilement. Dans tous les cas, il suffit de pratiquer le toucher et on ne tarde pas à rencontrer tout autour du cou de l'enfant un plan musculeux rigide qui le comprime et qui ne peut-être que le col utérin.

Une fois le diagnostic posé, voici comment on devra procéder : pendant une contraction utérine, on introduira entre le cou de l'enfant et le col de l'utérus un ou deux doigts et on pratiquera sur ce col des pressions excentriques, qui auront pour résultat d'amener sa dilatation complète et de permettre à la tête de franchir l'orifice utérin. Si ces manœuvres étaient suivies d'insuccès, il faudrait, sans plus tarder, et pour sauver l'enfant, débrider le col. On se servira pour cette opération d'un bistouri boutonné à lame étroite ; on l'introduira à plat entre le cou et le col utérin puis en faisant décrire à la lame un mouvement de rotation qui ramènera le tranchant en dehors, on sectionnera ainsi les fibres du muscle rétracté ; on répètera, si le besoin l'exige, cette opération en plusieurs endroits du pourtour du col.

La déflexion de la tête. — La déflexion de la tête est toujours une complication grave quand il s'agit de l'extraction de la tête restée la dernière. Quelquefois, des tractions seules suffisent, mais il les faudrait énergiques, aussi devons-nous les rejeter, car elles exposent l'accoucheur à amener des désordres graves dans la partie supérieure ou cervicale du rachis de l'enfant. Voici ce que l'on devra faire dans ces circonstances en admettant que l'on ait affaire à une sacro-iliaque gauche antérieure : Le corps du fœtus, qui est à l'extérieur sera enveloppé d'un linge chaud, on le placera sur l'avant-bras gauche ou bien on le confiera à un aide. Ceci fait, on introduira un ou deux doigts de la main gauche dans les parties génitales de la femme de façon à atteindre la bouche et à accrocher le maxillaire inférieur ; des tractions, pratiquées à ce moment, auront pour but de faire fléchir la tête en rapprochant le menton de la poitrine ; pour aider ce mouvement, on fera pénétrer un ou deux doigts de la main droite entre le cou et l'arcade du pubis, et on ira refouler l'occiput de façon à l'éloigner du plan dorsal du fœtus. Puis, quand le mouvement de flexion sera opéré, si le mouvement de rotation n'est pas effectué, on ramènera l'occiput derrière l'arcade du pubis et on procèdera ensuite au dégagement comme dans les cas normaux.

Absence du mouvement de rotation: Le mouvement de rotation peut faire défaut dans les positions antérieures et postérieures et le chirurgien doit alors intervenir pour aider la nature. Pour ne pas nous répéter, nous nous occuperons de deux positions seulement : la sacro-iliaque gauche antérieure et la sacro-iliaque droite postérieure.

Sacro-iliaque gauche antérieure : Dans cette position, l'occiput qui est placé du côté gauche du plan médian du bassin, doit être ramené derrière le pubis. Un simple mouvement de torsion du tronc peut dans certains cas opérer le mouvement de rotation, car la tête suit. Mais quand cette pratique est insuffisante, on confiera le tronc du fœtus à un aide qui le relèvera légèrement, puis, avec un ou deux doigts de la main droite placés sur l'occipital droit du fœtus et un ou deux doigts de la main gauche placés sur la joue gauche, on fera basculer la tête fœtale au moyen de pressions exercées en sens inverse et que l'on cessera lorsqu'on aura amené la région sous-occipitale sous le pubis.

Sacro-iliaque droite postérieure: Pour les occipito-postérieures, le mouvement de rotation se fait quelquefois en arrière et l'occiput vient se loger dans la concavité du sacrum ; il faut alors extraire la tête en occipito-postérieure, et, dans ces conditions, il y a une distinction très nette à établir selon que la tête sera fléchie ou défléchie.

Tête fléchie : Si la tête est fléchie, on introduira un ou deux doigts dans la bouche pendant qu'avec l'autre main, on ira refouler l'occiput, de cette façon le mouvement de flexion sera singulièrement augmenté. La région sous-occipitale restera fixe et servira de pivot, et la tête se dégagera par un fort mouvement de flexion qui amènera successivement sous le pubis, le menton, le front, le bregma et le vertex. Le diamètre sous-occipito-mentonnier est le premier qui apparaîtra à la vulve, il sera suivi par le sous-occipito-frontal et le sous-occipito-bregmatique. Pendant que ce mouvement de flexion sera pratiqué par l'accoucheur lui-même, un aide à qui il aura confié le tronc, portera fortement le dos du fœtus vers le dos de la mère. Voilà ce que Pajot appelle la manœuvre de dos sur dos.

Tête défléchie : Quelquefois, mais tout à fait exceptionnellement, la tête, dont la rotation s'est effectuée en arrière, peut être défléchie. Dans ces conditions, la manœuvre que nous venons de décrire serait insuffisante, car, infailliblement, le menton viendrait s'arcbouter contre le pubis. Voici alors, la manière de procéder :

La partie antérieure du cou du fœtus sert de pivot, le chirurgien relève fortement le tronc au devant du pubis, et vient, en quelque sorte, le rabattre sur le ventre de la mère. C'est ce que Pajot appelle la manœuvre de ventre sur ventre. La partie antérieure du cou, restant fixe comme nous venons de le dire, l'occiput, le bregma, le front et enfin le menton viennent apparaître successivement au périnée et la tête se dégage par ses diamètres trachelo-occipital, trachelo-bregmatique, etc.

Mais, ces manœuvres de dos sur dos, de ventre sur ventre, même exécutées par des accoucheurs distingués, peuvent ne pas être suivies de succès. Il faut alors recourir à la manœuvre de Madame Lachapelle. Voici en quoi elle consiste : On glisse dans la concavité du sacrum, derrière l'occiput, la main dont la paume embrasse le plus commodément la région occipitale; on la porte sous la joue de l'enfant, et on introduit l'index et le médius dans la bouche. Des tractions, opérées à ce moment, ont pour but d'imprimer à la tête fœtale un mouvement de rotation qui ramène la face en arrière et la région sous-occipitale sous le pubis. Cette pratique est excellente et donne des succès fréquents.

Pour être complet, il ne nous reste plus qu'à parler de la méthode Mauriceau à laquelle on pourra avoir recours dans les bassins normaux.

Cette méthode est connue en Angleterre sous le nom de méthode de Smellie; en Allemagne et en Russie, de Veit. Elle a été décrite pour la première fois en 1668 par Mauriceau, c'est donc à lui qu'en revient la paternité et avec Champetier, nous l'appellerons méthode de Mauriceau. Voici en quoi elle consiste et pour la description, nous laisserons la parole à l'auteur. Celui-ci suppose le tronc sorti complètement : « En ce cas, il ne faut pas s'amuser à tirer seulement l'enfant par les épaules, dit-il, car quelquefois, on ferait plutôt quitter et séparer le col que de l'avoir ainsi, mais durant que quelqu'autre personne tirera médiocrement le corps de l'enfant, le tenant par les deux pieds ou au-dessous du genou, le chirurgien dégagera peu à peu la tête d'entre les os du passage, ce qu'il fera en glissant doucement un ou deux doigts de la main gauche dans la bouche de l'enfant, pour en dégager premièrement le menton ; et de sa main droite, il embrassera le derrière du col de l'enfant... Observant aussi de le faire le plus promptement qu'il sera possible de peur que l'enfant ne soit suffoqué, comme il arriverait indubitablement s'il demeurait longtemps ainsi pris et arrêté. »

Voilà ce qu'enseignait Mauriceau. Ses préceptes sont suivis alors par la généralité des accoucheurs français et étrangers. Il prétend avoir eu du succès dans les bassins viciés. Nous ne le contredirons point sur ce sujet, mais dans beaucoup de circonstances, sa méthode devait être bien insuffisante. Elle peut se résumer en deux mots : Tractions sur le cou du fœtus avec flexion de la tête. Mais elle est incomplète dans ce sens que Mauriceau ne fait pas mention de la direction qu'on devra donner aux tractions.

Tous les accoucheurs qui ont suivi Mauriceau, y compris Smellie et Veit, n'ont fait que décrire sa méthode sous d'autres termes.

Nous en avons fini avec les anomalies du dégagement de la tête dernière. Nous pensons avoir exposé, d'une façon suffisamment claire, les différentes manœuvres auxquelles on aura recours pour y remédier. Il nous reste maintenant, pour être complet, à exposer de quelle façon on fera évoluer la tête dans un bassin vicié. Car, la cause qui s'oppose le plus fréquemment au dégagement spontané de la tête dernière est sans contredit le rétrécissement du bassin. C'est aussi la plus difficile à vaincre et l'accoucheur n'aura pas trop de toutes ses armes pour pouvoir lutter contre elle avec succès. Je ne m'attarderai pas à parler des bassins viciés, et, comme dans la description du dégagement spontané, j'ai supposé un bassin rachitique rétréci dans des proportions modérées, je tiens à prévenir le lecteur que c'est toujours ce même bassin qui nous servira de sujet dans la description des méthodes d'extraction.

Ces méthodes sont au nombre de trois :

1° La méthode de la Maternité de Prague.

2° La méthode par expression, toujours employée concurremment avec la suivante.

3° Enfin, la méthode que je pourrai appeler méthode de Champetier de Ribes.

1° *Méthode de Prague :* La méthode de la Maternité de Prague, tant vantée par Scanzoni, est absolument aveugle et brutale. Elle consiste, lorsque la tête est encore élevée, à abaisser complètement le tronc du fœtus vers le périnée de la mère, puis, au moyen du doigt placé en crochet sur le cou de l'enfant, on exerce des tractions violentes en arrière. Enfin, pour compléter le dégagement, on relève fortement le tronc du fœtus vers le ventre de la mère, tout en continuant à tirer avec force. Voilà, exposée en deux mots, la méthode de Prague. Comme on peut le voir, ces tractions énergiques, non secondées par l'abaissement du maxillaire inférieur, à l'aide du doigt introduit dans la bouche, sont loin d'être innocentes et malgré la statistique de Scanzoni qui prétend que sur 152 enfants dégagés par ce procédé, 117 furent extraits vivants, nous croyons que dans la plupart des cas, l'enfant doit naître avec des lésions de la colonne vertébrale incompatibles avec la vie. Aussi, nous rejetons absolument cette méthode à laquelle nous préférons celles que nous allons décrire.

2o *Méthode par expression* : Cette méthode était connue des anciens accoucheurs, mais ils l'employaient sans règles fixes. Ainsi Ambroise Paré dit en 1550 : Le chirurgien, peu à peu, sans violence, tirera l'enfant jusqu'à ce qu'il soit dehors, et pendant ce, *il faut comprimer le ventre de la mère* comme nous avons dit cy-dessus. » Comme il l'explique plus haut, c'est-à-dire médiocrement et au-dessus de l'ombilic. De nos jours, cette question d'expression a été étudiée et on a cherché à poser des règles fixes de façon à l'employer avec le plus grand profit possible.

Schroder dit que l'expression, dans le cas d'extraction de la tête dernière, peut aider puissamment les tractions : elle peut être énergique, sans danger pour la mère ni le fœtus.

Goodel, lui aussi est partisan des pressions vigoureuses, il tire fortement sur le tronc pendant qu'un aide appuyant de ses deux mains sur la tête du fœtus, cherche à le faire progresser.

Budin, dans ses expériences sur le passage de la tête dans un bassin rétréci, relate deux observations où l'expression a été couronnée de succès. Mentionnons en passant ce détail, c'est que, dans les deux cas, le fœtus était à terme.

1° *Expérience V.* — Rétrécissement 7 centimètres 1/2; version à 28 kilog., les vertèbres cervicales se rompent; on entend deux craquements successifs ; le cou s'allonge sous l'influence des tractions ; la tête ne passe pas. Elle finit par s'engager lorsque, à l'action des moufles, vient s'ajouter la *vis à tergo*, c'est-à-dire *une très forte pression exercée par M. Tarnier, sur la tête qui restait au-dessus du détroit supérieur.*

2° *Expérience VII.* — Rétrécissement 6 centimètres 1/2. Version. Les vertèbres du cou cèdent sous une traction de 20 kilog. *M. Tarnier met une main sur le vertex et appuie un peu.* L'enfant passe alors assez facilement. Enfoncement du pariétal droit.

Champetier reprit les expériences de Budin et les compléta par une série d'expériences menées avec une patience et un esprit d'observation vraiment remarquables. Pendant les tractions, il faisait l'expression tantôt par des sacs de plomb, tantôt par les mains. L'emploi des sacs de plomb lui a paru être, si non dangereux, tout au moins inutile, et cela parce que cette force n'est pas calculée et est tout-à-fait inconsciente. Quant à l'expression faite par les mains, elle peut, selon lui, rendre de signalés services, à cette condition que cette force soit raisonnée et qu'elle agisse sur certains points déterminés de la tête fœtale. Nous y reviendrons avec quelques détails quand nous nous occuperons de son procédé d'extraction.

Pinard, lui aussi, affirme que l'expression utérine peut rendre de réels services et il dit l'avoir employée lui-même avec le plus grand succès dans un rétrécissement promonto-pubien de 7 centimètres 1/2. Il s'agissait d'une présentation de la face. Le fœtus pesait 4.300 grammes. Voici de quelle manière il décrit son opération : « Après avoir pratiqué la version et dégagé le tronc, nous fîmes exercer des tractions par deux aides et sur le tronc et sur le maxillaire inférieur pendant que nous exercions à l'aide de la paume de nos deux mains une pression sur la tête arrivée au-dessus du détroit supérieur. Nous fûmes bien agréablement surpris de voir la tête s'engager avec facilité, dès qu'une légère crépitation fut entendue. Le pariétal correspondant au promontoire présentait un enfoncement de 1 centimètre. »

3° *Méthode de Champetier de Ribes.* — La méthode de Champetier est la répétition exacte du dégagement spontané de la tête dernière dans un bassin rachitique. Nous allons la décrire aussi clairement que possible, car bien qu'elle ne soit pas encore devenue classique, nous la considérons comme étant d'une utilité capitale, quand il s'agit de dégager la tête après la sortie du tronc dans un bassin vicié.

Pour le dégagement de la tête dernière dans un bassin rachitique, trois points principaux sont à examiner :

1° La flexion de la tête ;

2 L'engagement du bord postérieur de cette tête ;

3° L'engagement du bord antérieur ;

Voyons ce que fait successivement Champetier dans ces trois cas :

1° Cette flexion de la tête, Champetier cherche à l'obtenir à son maximum, et voici de quelle façon il opère : Deux doigts d'une main sont placés en crochet sur le cou de l'enfant, deux doigts de l'autre introduits dans la bouche accrochent le maxillaire ; des tractions vigoureuses sont alors pratiquées et en même temps un aide intelligent exerce avec la main une pression énergique sur la région frontale du fœtus. La tête s'engage en se fléchissant fortement, car, comme nous l'avons vu plus haut, cette flexion a pour résultat de présenter au diamètre rétréci du bassin le diamètre bi-temporal qui est favorable.

2° C'est à ce moment que commence le mouvement de Matthews Duncan, qui a pour but d'incliner la tête en arrière pour engager la bosse pariétale postérieure. A cette période les tractions sont continuées, jusqu'à ce que la tête ne progresse plus arrêtée qu'elle est en arrière par la ligne innommée.

3° Par conséquent flexion de la tête, traction sur la base du cou jusqu'à ce que cette tête reste immobile : voilà en quoi consistent les deux premiers temps de la manœuvre de Champetier. Il ne lui reste donc plus, pour franchir le rétrécissement qu'à parcourir la courbe du faux promontoire. C'est alors qu'on porte le tronc fortement en arrière et qu'à de fortes tractions on joint une pression énergique faite avec la main sur la partie antérieure du cou. La tête franchit ainsi le rétrécissement, ce que l'opérateur reconnaît par suite de la sensation de la résistance vaincue.

On ramène ensuite l'occiput en avant et on extrait la tête en favorisant son mouvement de flexion.

Méthodes instrumentales : Les méthodes instrumentales pour l'extraction de la tête dernière sont au nombre de trois :

1° Le forceps ;

2° La craniotomie ou perforation du crâne ;

2° La céphalothripsie.

1° *Le forceps.* — Nous ne nous attarderons pas à faire l'historique de la question ; nous dirons seulement que c'est Smellie le premier qui ait préconisé l'emploi du forceps tête dernière. Il a été suivi dans cette pratique par Baudelocque et la presque totalité des accoucheurs de son temps. Quand nous ferons la critique de ces différentes méthodes, nous donnerons notre avis sur l'utilité du forceps dans ces circonstances, mais pour le moment nous ne nous occuperons que de la manœuvre opératoire.

Quand il s'agit d'appliquer le forceps tête dernière, on se trouve en présence de deux écoles nettement tranchées : l'école française et l'école allemande. L'école française enseigne que « *le forceps doit toujours être appliqué à la partie antérieure du produit, quelle que soit la position.* » L'école allemande recommande de *relever toujours* le tronc du fœtus vers le ventre de la mère, et d'appliquer le forceps *toujours au-dessous* de lui. Ces préceptes sont trop absolus et nous pensons avec Cazeaux, Tarnier et Grynfeltt, que suivant la position du fœtus, le forceps devra être appliqué, tantôt au-dessus de lui et tantôt en dessous.

Dans le dégagement tête dernière, l'occiput peut affecter trois positions différentes ; il peut être antérieur, postérieur, transversal. Dans le premier cas, nous aurons une occipito-antérieure ou pubienne, dans le second, une occipito-postérieure ou sacrée, et enfin dans le troisième, une occipito-transverse,

Examinons, avec quelques détails ; à laquelle des deux écoles il faudra donner la préférence dans chacun de ces cas particuliers.

Position occipito-pubienne. — Ce cas est le plus fréquent ; comment devra-t-on appliquer le forceps? *Ars imitatio naturæ*, comme dit Grynfeltt. Dans cette position, quand toute intervention est inutile, la tête se dégage par un fort mouvement de flexion. Si l'emploi du forceps était nécessaire, on ferait exécuter à la tête le mouvement par lequel elle se dégage spontanément. Un aide relève fortement le tronc du fœtus sur le ventre de la mère et le maintient dans cette position pendant toute la durée de l'opération. Le chirurgien introduit les branches du forceps de chaque côté de la tête, puis il articule en ayant soin de ne pas pincer le cordon ombilical; il commence alors des tractions qui seront exécutées en bas et en arrière de façon à placer la région sous-occipitale sous l'arcade du pubis, puis il relèvera les branches et commencera les mouvements de flexion qui amèneront successivement à la fourchette, le menton, le front, le bregma et le vertex. La tête se dégagera par les diamètres sous-occipitaux.

Remarquons, en terminant, que dans ce cas particulier, il y a concordance parfaite du principe des accoucheurs français qui veulent que l'instrument soit toujours appliqué sur le plan sternal du fœtus et du principe des accoucheurs allemands qui veulent qu'on applique toujours le forceps au dessous du tronc de l'enfant que l'on aura au préalable relevé sur le ventre de la mère.

Position occipito-sacrée. — Quand l'occiput va se loger dans la concavité du sacrum, deux circonstances peuvent se présenter : ou bien la tête est fléchie, ou bien elle est défléchie, distinction très importante à établir, car le forceps devra être appliqué différemment dans l'un et l'autre cas.

Tête fléchie : Dans cette situation, le menton qui reste accolé à la poitrine du fœtus, se trouve derrière la symphyse du pubis et *plus bas* que l'occiput. C'est lui qui s'est engagé le premier, c'est donc lui qui doit sortir le premier. Un aide abaissera le tronc de l'enfant entre les jambes de la mère, autant que chose se peut, puis le chirurgien introduit les branches du forceps *au-dessus* de lui, sur son *plan sternal*. Des tractions pratiquées à ce mouvement en arrière et en bas feront apparaître successivement à la commissure antérieure le menton, le front, le bregma. Le dégagement s'opérera donc par les diamètres sous-occipitaux et c'est le sous-occipito-mentonnier qui apparaîtra le premier à la vulve.

Dans ce cas particulier, nous accorderons donc la préférence à la méthode française.

Tête défléchie : Quand la tête est défléchie, l'occiput est logé dans la gouttière sacro-périnéale, tandis que le menton se trouve en avant et en haut, derrière la symphyse du pubis. L'occiput devra donc sortir le premier en tournant autour d'un pivot qui sera représenté par la région trachélienne. Dans l'introduction des branches, nous croyons qu'il est préférable de relever le tronc du fœtus sur le ventre de la mère pour imiter le mouvement de Pajot, et d'introduire alors les cuillers, en dessous de lui, sur son plan dorsal. On dirigera les tractions, d'abord en avant et ensuite par en haut, de façon à compléter la déflexion et à dégager au devant du périnée l'occiput puis le vertex, le bregma, le front et enfin le menton. Le premier diamètre qui apparaîtra à la vulve sera le trachélo-occipital, puis le trachélo-bregmatique et ainsi de suite.

Nous emploierons, par conséquent, ici, la méthode allemande qui recommande d'appliquer le forceps toujours au-dessous du fœtus.

Position occipito-transverse. — Pas de procédé spécial pour cette position ; nous conseillons tout simplement de réduire par la manœuvre de Madame Lachapelle, en occipito-pubienne ou en occipito-sacrée, et d'appliquer alors le forceps suivant les règles que nous avons établies dans chacun de ces deux cas.

2° *La craniotomie.* — Quand toutes les manœuvres que nous venons d'indiquer ont échoué, c'est que la disproportion qui existe entre le bassin rétréci et la tête fœtale est trop considérable. Le chirurgien n'a plus alors qu'une ressource : réduire le volume de cette dernière au moyen de la craniotomie. En raison du peu de dangers qu'elle offre pour la mère, et du service énorme qu'elle peut rendre, elle doit compter au nombre des opérations les plus importantes de la tocologie et rester, pour l'accoucheur, comme une des plus indispensables à bien connaître.

Les instruments que l'on emploie pour pratiquer cette opération sont très nombreux ; mais deux variétés surtout sont en usage : les perforateurs ciseaux et les perforateurs trépans. Dans la première catégorie, le type sera le perforateur de Blot, dans la seconde le trépan de Guyon. Tous deux sont de bons instruments, faciles à manier, mais cependant nous accorderons volontiers nos préférences au perforateur de Blot ; d'abord parce qu'il est d'une extrême simplicité, ensuite parce qu'il est d'une application excessivement commode surtout entre les mains des jeunes praticiens.

Je ne m'attarderai pas à donner de l'instrument une description que l'on trouvera dans tous les livres classiques, je ne m'occuperai que de la manœuvre opératoire dans le cas particulier qui nous occupe.

La femme est mise en travers du lit. Elle sera anesthésiée si la chose est nécessaire. Le tronc du fœtus est confié à un aide qui lui donnera la position indiquée par l'opérateur. Celui-ci pourra pénétrer dans le crâne par la voûte palatine, par l'occipital ou par les parties latérales de la base, Sans aucune arrière-pensée, disons tout de suite que la voûte palatine nous paraît être l'endroit le plus favorable pour la perforation. Ceci posé, voyons rapidement de quelle façon on devra opérer. Le chirurgien introduit deux doigts de la main gauche, à travers le vagin jusqu'au contact du crâne à l'effet de protéger les parties maternelles et de guider le perforateur introduit fermé par l'autre main. L'instrument aborde la base du crâne par le triangle sous-maxillaire. Puis, quand il se trouve suffisamment engagé dans l'épaisseur de la voûte palatine, on écarte les branches afin d'agrandir l'ouverture, on répète au besoin la même section dans une direction opposée. Puis on plonge le perforateur dans la boîte cranienne et à l'aide de mouvements exécutés dans tous les sens, on réduit la masse céphalique en une sorte de bouillie qui sera alors facilement expulsée.

3° *Cephalotripsie* — Aussitôt que le crâne est perforé, la matière cérébrale s'écoule et d'autant plus vite que la pression que la tête reçoit du bassin est plus forte. Son volume diminue et généralement, elle se dégage sans difficulté. Mais il arrive quelquefois que le rétrécissement est tellement prononcé que la tête ne progresse pas encore ; il faut alors l'amoindrir davantage et recourir sans hésitation à la céphalotripsie. Nous renvoyons pour la description de cette opération aux ouvrages classiques où elle est traitée avec détails.

CRITIQUE

Nous en avons fini avec notre sujet. Nous avons insisté surtout sur deux points : le dégagement spontané de la tête dernière dans un bassin rétréci, et les méthodes manuelles que l'on emploie pour faciliter ce dégagement ; nous avons été plus bref en ce qui concerne les méthodes instrumentales. Pour compléter notre travail, il nous reste à indiquer à laquelle des deux méthodes nous accorderons nos préférences, après avoir donné l'opinion des auteurs sur ce sujet.

Mme Lachapelle dans son livre intitulé *Pratique des accouchements*, proscrit absolument les manœuvres instrumentales ; et voici en quels termes elle le fait : « Tous les accoucheurs modernes, si je ne me trompe, conseillent le forceps pour extraire la tête retenue par une cause quelconque après la sortie du tronc. Smellie semble lui avoir ouvert la marche (planche XXXV) et cependant Smellie connaissait très bien la manière de se servir des doigts en pareille circonstance (t. 1er, p. 333.) J'ai, plusieurs fois, fait l'essai du forceps après la sortie du tronc, et chaque fois sans véritable utilité. Il est difficile et de l'appliquer, et de s'en aider convenablement après l'application. Si la face est sous le pubis, l'indication est de la tourner vers le sacrum ; il est évidemment impossible de prendre la tête par les côtés en étendant la longueur des branches du menton à l'occiput. Vous aurez beau faire relever le tronc, pour peu que la tête soit élevée dans le bassin, le périnée empêchera le pivot du forceps de répondre au menton, il se trouvera sous la base du crâne, et la tête avancera en présentant son diamètre occipito-frontal à l'excavation. Si la tête est encore au-dessus du détroit, le menton l'arrêtera sur l'angle sacro-vertébral, et la tête offrira au bassin son diamètre de cinq pouces, son diamètre occipito-mentonnier. Il faudrait (lors même que la tête est dans l'excavation), pour que l'instrument fut parallèle au diamètre occipito-mentonnier, repousser énormément en arrière le périnée et le coccyx : Vous en prendrez une idée en consultant les planches de Smellie, de Baudelocque et de ses imitateurs. On n'évitera ce désavantage qu'autant que la tête sera très basse et le menton prêt à se dégager ; mais alors, à quoi bon le forceps ? Saisissez la machoire inférieure, la tête sort ordinairement sans peine et presque sans autre effort que l'élévation du tronc au-dessus du pubis : C'est la pratique que j'ai toujours suivie avec le plus grand succès.

Pinard, dans son article *forceps,* du dictionnaire encyclopédique des sciences médicales, dit que dans les cas où le bassin et la tête offrent des proportions normales, le forceps est inutile : car les parties molles ne sauraient offrir un obstacle insurmontable à l'opérateur qui dirigerait bien ses tractions, en maintenant la tête dans les rapports qu'elle occupe, lorsque, dernière, elle sort spontanément. Pour les cas où le bassin est vicié, après avoir parlé de l'expression utérine, il ajoute qu'il a la ferme conviction que les applications du forceps sur la tête dernière deviendront de plus en plus rares. On le voit donc, Pinard, sans être absolu, n'admet pour ainsi dire que les méthodes manuelles. Telle est aussi l'opinion de Chailly, de Joulin et de Pajot.

Chailly est convaincu que « dans la plupart des cas où l'on s'est cru dans la nécessité d'avoir recours au forceps, si l'on s'était servi d'un bon procédé d'extraction, et si l'on avait employé une force suffisante, on aurait pu extraire la tête rien qu'avec les mains. »

En Allemagne, Carl Schroder condamne absolument l'emploi du forceps ; il dit que « le nombre des enfants à qui cette extension du cercle d'action du forceps et la crainte de tirer sur le tronc ont coûté la vie est incalculable. » Pour lui, quand les tentatives manuelles bien dirigées, ont été infructueuses, il n'y a plus qu'une ressource : la craniotomie. C'est Smellie, le premier, qui a introduit le forceps dans la pratique pour extraire la tête venant la dernière. Le conseil qu'il donna de choisir cet instrument, fut cause qu'à cette époque on délaissa les méthodes manuelles.

En France, bon nombre d'accoucheurs ont marché sur ses traces, entre autres, je citerai Baudelocque et la généralité de ses élèves.

Busch, de Berlin, cité par Barner, recommande chaudement l'emploi du forceps, il lui attribue l'énorme succès de la version dans sa pratique obstétricale.

Crédé est d'avis d'accorder une large part au forceps pour opérer le dégagement de la tête dernière. Pour lui, on ne doit pas trop insister sur les méthodes manuelles. Il relate 16 cas, dans lesquels le forceps a été appliqué après des tentatives manuelles infructueuses ; quatre fœtus seulement sont morts, douze furent extraits vivants ; sans mettre en doute les faits avancés par Crédé, nous croyons que ces observations n'ont aucune valeur, car elles ne font mention ni de la manière dont les tractions ont été faites, ni de leur durée ; il nous est par conséquent permis de n'en tenir aucun compte.

Voilà, en quelques mots, l'opinion des accoucheurs éminents français et étrangers sur la question qui nous occupe. Nous voyons, par cet exposé, que les opinions sont diverses, je dirai même opposées. Empruntons à Pinard sa division ; notre critique alors n'en sera que plus facile. Le bassin est-il normal ou rétréci ? Examinons successivement l'un et l'autre cas.

Bassin normal. — Dans le bassin normal, nous proscrivons absolument l'emploi des forceps et nous soutenons que dans ce cas, on peut toujours délivrer la femme par les méthodes manuelles. En effet, ici, qu'avons-nous à craindre : trois choses :

1° La résistance des parties molles ;

2° La déflexion de la tête ;

3° La rotation de l'occiput en arrière.

1° La résistance des parties molles sera facilement vaincue par des tractions modérées sur le cou et le maxillaire inférieur, si l'on craignait de produire des lésions du côté de la colonne vertébrale, on fera l'expression utérine et toujours on amènera sans difficulté un enfant vivant.

2° *La déflexion de la tête:* Le forceps ne pourra encore être ici d'aucune utilité. Les mains seules suffiront. Deux doigts d'une main introduits dans la bouche pour exercer des tractions et deux doigts de l'autre pour refouler l'occiput, voilà la pratique que l'on devra employer et qui amènera toujours la flexion de la tête.

3° *La rotation de l'occiput en arrière* : Si la tête est fléchie, grand mouvement de dos sur dos ; si elle est défléchie, grand mouvement de ventre sur ventre. Si cette pratique n'était pas suivie de succès on aurait recours à la manœuvre de Mme Lachapelle. M. le Professeur Gaulard y a eu recours plusieurs fois et toujours elle lui a réussi.

Bassin rétréci. — Quelle est la complication ordinaire que l'on doit toujours avoir présente à la mémoire dans les cas de rétrécissement du bassin ? c'est sans aucun conteste le défaut d'engagement de la tête fœtale. Celle-ci se trouve retenue au-dessus du détroit supérieur, et ne progresse plus, malgré les violentes contractions de l'utérus C'est alors que le chirurgien intervient. Mais quelle méthode emploiera-t-il ? Se servira-t-il de la main ou bien prendra-t-il un forceps ? Sous ce rapport, tous les accoucheurs sont d'accord. D'abord, la main. Suivant la méthode de Champetier, on fléchira fortement la tête de façon à présenter au diamètre promonto-pubien, le diamètre bi-temporal, on engagera ensuite la base du crâne pour faire décrire enfin à la tête la courbe du faux promontoire. Ces méthodes manuelles réussiront-elles toujours. Evidemment non. Il existe des cas où il y aura une telle disproportion entre la tête du fœtus et le bassin de la mère que les méthodes manuelles resteront impuissantes. Mais je soutiens que dans les rétrécissements moyens, un fœtus de sept mois naîtra toujours sans de trop grandes difficultés ; assez souvent, il sera vivant. Si l'enfant est à terme, l'extraction sera plus pénible, et le crâne portera un enfoncement du pariétal qui correspond au promontoire. Enfin, dans certaines circonstances, à un enfoncement considérable, s'ajoutera une fracture, et alors on aura un enfant mort-né.

Quel sera le rôle du forceps ? Je viens de démontrer que dans les rétrécissements moyens, on pourra toujours extraire l'enfant s'il est au terme de sept mois, portant un enfoncement plus ou moins grand d'un des os du crâne s'il est à terme.

Mais, je suppose que l'engagement ne se fasse pas, le praticien, par des méthodes manuelles intelligemment pratiquées n'a pu faire progresser la tête fœtale. Le forceps pourra-t-il lui être de quelque utilité ? Je ne le crois pas, et je vais le prouver. Une des premières conditions de l'engagement de la tête c'est la flexion ; le forceps pourra-t-il la remplir ? Non. Par conséquent, la tête n'étant pas fléchie, c'est le diamètre bi-pariétal qui se présentera au diamètre sacro-pubien. Or, nous avons vu que ce diamètre est absolument défavorable : première infériorité du forceps. D'un autre côté, quand on n'a recours qu'aux manœuvres manuelles, le crâne qui se trouve aplati latéralement, peut allonger son ellipse dans un sens longitudinal et aider au dégagement, ce qui ne peut avoir lieu lorsqu'on applique le forceps, attendu que dans ce cas la tête se trouve comprimée de tous les côtés : deuxième point d'infériorité du forceps.

Enfin, lorsque des tractions énergiques n'auront pu faire avancer la tête, c'est que le rétrécissement sera considérable, et par conséquent, il faudra sacrifier l'enfant ; or, dans ces conditions, si le forceps doit n'amener infailliblement qu'un enfant mort, je préfère, pour éviter de léser les parties maternelles, recourir immédiatement à la craniotomie.

CONCLUSIONS

1° Quand la tête se présente dernière dans un bassin normal, elle se dégage le plus souvent spontanément.

2° Si le dégagement n'est pas spontané, il peut toujours être terminé par les méthodes manuelles, parce que la déflexion de la tête, la résistance des parties molles, etc., sont des obstacles justiciables de ces méthodes.

3° Lorsque le bassin est rétréci et l'enfant avant terme, la manœuvre de Champetier réussit toujours et souvent le fœtus est extrait vivant.

4° Si l'enfant est à terme, la même manœuvre peut donner un succès complet, cependant souvent l'enfant naît mort et quelquefois l'accouchement ne peut être terminé.

5° Dans ce dernier cas, le forceps ne donnera pas de résultat plus favorable.

Si le fœtus est vivant, ce qui semble devoir être tout à fait exceptionnel, on peut y avoir recours avant d'en venir aux opérations de réduction, cependant ces dernières seront généralement nécessaires.

21261. Lille, Imprimerie Liégeois-Six.

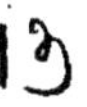

www.ingramcontent.com/pod-product-compliance
Ingram Content Group UK Ltd.
Pitfield, Milton Keynes, MK11 3LW, UK
UKHW020430230726
13925UKWH00004B/1675